NOUVELLES PREUVES

DES DANGERS

DE LA VACCINE,

Pour servir de Supplément et de Conclusion à tout ce qui a été publié contre ce nouveau genre d'inoculation ;

PAR J. S. VAUME,

Docteur en Médecine, Médecin adjoint de l'Hospice du Roule, Médecin de l'Université de Louvain, membre du Collège de Médecine de Bruxelles, ancien Chirurgien en chef de l'Hôpital Militaire d'Ajaccio, ancien Chirurgien-Major du Régiment du Prince de Ligne, au service de l'Empereur d'Allemagne, etc. etc.

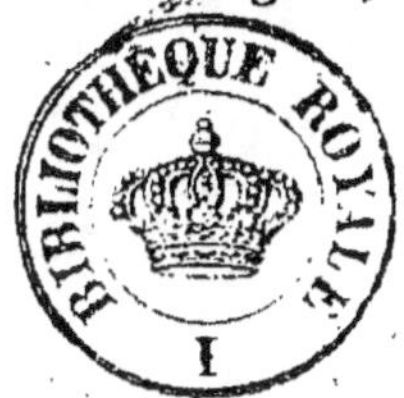

Testes verò jam omnes oræ, atque omnes exteræ gentes, ac nationes.
Cicéro, *pro lege Maniliâ.*

DE L'IMPRIMERIE DE GIGUET ET Cie.
RUE DES BONS-ENFANS, nº. 6, PRÈS CELLE BAILLIF.

A PARIS,

Chez Petit, Libraire, Palais-Égalité, Galerie vîtrée, au bout de celle de bois, près le Théâtre-Français, nº. 229.

PRAIRIAL AN IX.

64

Td 224.

NOUVELLES PREUVES

DES DANGERS

DE LA VACCINE,

Pour servir de Supplément et de Conclusion à tout ce qui a été publié contre ce nouveau genre d'inoculation ;

PAR J. S. VAUME,

Docteur en Médecine, Médecin adjoint de l'Hospice du Roule, Médecin de l'Université de Louvain, membre du Collège de Médecine de Bruxelles, ancien Chirurgien en chef de l'Hôpital Militaire d'Ajaccio, ancien Chirurgien-Major du Régiment du Prince de Ligne, au service de l'Empereur d'Allemagne, etc. etc.

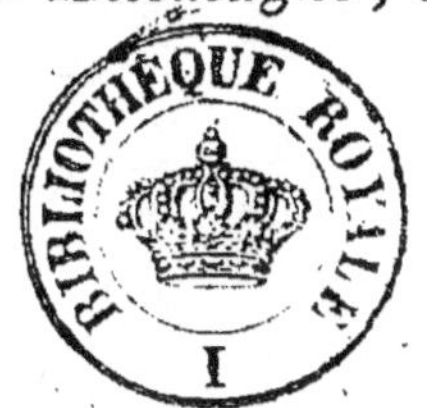

Testes verò jam omnes oræ, atque omnes exteræ gentes, ac nationes.
Cicéro, *pro lege Maniliâ.*

DE L'IMPRIMERIE DE GIGUET ET Cie.

RUE DES BONS-ENFANS, nᵒ. 6, PRÈS CELLE BAILLIF.

A PARIS,

Chez PETIT, Libraire, Palais-Égalité, Galerie vîtrée, au bout de celle de bois, près le Théâtre-Français, nᵒ. 229.

- - - - - - - - - -

PRAIRIAL AN IX.

NOUVELLES PREUVES

DES DANGERS

DE LA VACCINE.

Lᴇs partisans de la Vaccine étoient assurés de trouver des enthousiastes dans tous les amateurs de nouveautés. Malgré leur nombre et la prépondérance qu'ils avoient su se procurer, ma voix seule s'est aussitôt fait entendre contre cette innovation extraordinaire. Après bien des entraves et des contradictions, je suis enfin parvenu à découvrir la vérité sur cet objet des plus importans. Il étoit question d'inoculer une maladie contagieuse des animaux à l'espèce humaine, dans l'espoir de découvrir un préservatif plus doux et plus assuré contre la petite vérole, que l'inoculation ordinaire. On ne pouvoit disconvenir que ce projet répugnoit au bon sens, et combien il étoit dangereux : on sera donc étonné qu'il ait été adopté et propagé avec une sécurité sans exemple.

Mais de toutes les parties de l'Europe, il s'élève

enfin un cri général d'improbation contre cette épreuve. Les imprécations des parens qui ont à pleurer la mort ou à gémir sur l'état déplorable de leurs enfans, par l'effet de la vaccination ; les sarcasmes et la dérision des personnes qui ne sont affectées par aucun motif particulier, tout nous annonce que cette révolution médicale touche à sa fin. La nation même qui lui a donné naissance, en reconnoît déjà l'absurdité, et paroît avoir perdu tout espoir de succès. C'est ce qui est encore confirmé par une nouvelle lettre de Londres, du 13 mai 1801, écrite par une personne impartiale, et très à portée de connoître l'esprit public de ce pays.

Cette lettre contient la phrase suivante : *La Vaccine perd ici tous les jours de son crédit, et dans peu on n'en parlera plus.* Qu'on juge d'après ces renseignemens certains, quel degré de confiance on peut accorder à ces nouvelles répétées complaisamment par certains écrivains. Se flatteroient-ils que les imitateurs seroient plus habiles que les inventeurs? ou croient-ils que la maladie des vaches auroit plus d'analogie avec les Français qu'avec les Anglais?

Cependant, nos vaccinateurs voudroient encore ranimer la confiance publique ; et le Comité, dans cette intention, a publié, par la voie des gazettes, une réfutation de mon ouvrage inti-

(5)

tulé : *Les Dangers de la Vaccine*. Mes adversaires me font parler à leur manière, et ils me répondent en conséquence de leurs propres assertions. J'ai adressé mes réponses aux rédacteurs de ces mêmes gazettes ; mais tous refusent de publier mes écrits.

Malgré ces entraves, et malgré toutes les facilités qu'on donne aux vaccinateurs, les effets funestes de leur prétendu préservatif, se sont déjà si multipliés, qu'ils ne peuvent plus rester ignorés ; déjà la majorité des personnes instruites, se prononce contre cette méthode ; et la partie du peuple la plus pauvre et la moins éclairée, repousse avec dédain la main qui prétend la secourir. Cependant, quelques vaccinateurs outrés décrient les personnes qui ont eu le courage d'éclairer le public sur les dangers de cette innovation ; mais que m'importent les invectives de quelques jeunes enthousiastes, qui, ne connoissant de l'inoculation que le nom, par prévention ou par intérêt, ont voulu y substituer un nouveau système qui leur étoit également inconnu. Sans leur faire aucune réponse particulière, je soutiendrai, jusqu'à la fin, mon opinion, avec la franchise et la décence dont on ne s'écarte pas, quand on n'a d'autres desseins que de combattre l'erreur et de découvrir la vérité.

Je vais donc mettre un terme à cette discussion,

en me bornant à donner un extrait de ma réponse adressée au Comité, le 11 floréal dernier, au sujet de sa réfutation de mon ouvrage. Ses motifs sont basés sur les certificats des médecins qui ont vacciné ou traité les individus que j'ai annoncé être morts par suite de cette opération. Ces médecins étoient alors juges et parties dans leur propre cause. Malgré cette irrégularité, le Comité n'a pas jugé à propos de publier ces attestations. Ils auroient donné la preuve la plus convaincante que je ne me suis pas écarté de la vérité dans le récit que j'ai fait de ces évènemens funestes. Le *Journal de Médecine* a seul inséré ces certificats; mais ce journal est inconnu du public, et il n'est même lu que par un très-petit nombre de médecins. Je vais réparer cette omission, et publier moi-même ces certificats, ainsi que je l'ai annoncé au Comité; et toute personne de bon sens comprendra pourquoi j'ai voulu les faire connoître, et pourquoi le Comité, quoique basant toute sa réfutation sur ces pièces, n'a cependant pas jugé à propos de les publier.

Certificat du cit. Lafisse, adressé au Comité Médical établi à Paris pour l'inoculation de la Vaccine.

CITOYENS COLLÈGUES,

« La petite Goupy, âgée de vingt-deux mois, avoit, depuis l'âge de quatre mois, toute la tête couverte d'une » gourme qui rendoit habituellement beaucoup d'humeur.

» Quand cet écoulement diminuoit, l'enfant étoit prise
» d'un étouffement considérable, qui ne cessoit que lors-
» qu'on rappeloit l'écoulement. Elle se portoit bien d'ail-
» leurs, avoit de la gaîté, de l'embonpoint, et toute la
» fraîcheur de son âge, quoiqu'elle dormît peu, à cause
» des démangeaisons de la tête.

» Sa sœur, âgée de quatre ans et demi, vaccinée la pre-
» mière, le 10 pluviôse dernier, n'a pas éprouvé le moindre
» accident. On jugea convenable de faire prendre à la petite
» du sirop anti-scorbutique, depuis le moment de l'inocu-
» lation de l'aînée jusqu'à la maturité de ses boutons; l'é-
» coulement de la tête, qui n'avoit point cessé, augmenta
» sensiblement pendant l'usage du sirop. L'enfant a été
» vacciné, le 18 pluviôse, avec le vaccin de sa sœur. Le
» cinquième jour de l'inoculation, la fièvre se déclara
» d'une manière assez vive : cette fièvre a toujours été en
» augmentant; elle redoubloit périodiquement le jour et la
» nuit. Les redoublemens étoient accompagnés de beau-
» coup de chaleur et de soif, et d'une grande agitation. Le
» huitième jour, il parut à la nuque une tumeur qui s'ou-
» vrit d'elle-même vers le douzième, et rendit beaucoup
» de pus fétide : elle étoit de la grosseur d'un œuf de pi-
» geon. La tête se couvrit de boutons vaccins, qui se con-
» fondirent avec la gourme ; il en vint aussi au front, aux
» yeux et aux lèvres. La tête devint si douloureuse, qu'on
» ne pouvoit y toucher, sans que l'enfant jetât des cris
» aigus. Le pus qui en découloit étoit d'une odeur insup-
» portable ; des mouvemens convulsifs se manifestèrent
» au bras gauche.

» Je n'ai vu l'enfant que le 2 ventôse, dans la matinée ;
» il étoit dans l'affaissement et sans connoissance. Le pouls
» étoit petit et accéléré ; je proposai des vésicatoires aux
» jambes, le sirop de quinquina, et de petites cuillerées
» de vin d'Espagne. L'enfant mourut dans la nuit, vers les
» trois heures du matin, du 3, le 15e. de l'inoculation, et
» le 10e. de la fièvre ; la putréfaction générale suivit de
» près l'instant de la mort. »

J'avoue que rien n'est plus exact que le récit
du citoyen Lafisse ; mais voici le petit paragraphe
de complaisance qui semble être une dérision,

après ce qui vient d'être dit ; mais certainement il n'en imposera à personne.

« Voilà, citoyens collègues, tous les renseignemens que
» j'ai pu me procurer. Il m'a paru que la fièvre qui étoit
» évidemment rémittente, n'appartenoit point à la Vac-
» cine, et qu'on ne pouvoit en rien conclure contre ce
» genre d'inoculation. »

Salut et considération,

Le 6 germinal an 9.

Signé LAFISSE.

Voici le certificat, un peu adouci, du citoyen Moore. Il n'est pas tout-à-fait conforme au récit des parens et des assistans ; mais il suffira pour nous faire connoître la vraie cause de la mort d'un des plus beaux enfans de la nature, malgré la petite phrase de complaisance qui finit ledit certificat.

« Euphémie Lenitz, âgée de trois ans et demi (fille du
» citoyen Lenitz, négociant, demeurant rue Sainte-Appo-
» line, n°. 27), étant de la plus belle santé, et n'ayant ja-
» mais eu aucune éruption cutanée, fut vaccinée, le 8
» ventôse an 9. Je lui ai fait six piqûres, trois à chaque
» bras ; une seule a pris. Le bouton parcourut toutes les
» phases de l'inoculation de la manière la plus régulière.
» L'enfant a joui de la meilleure santé, à un rhume léger
» près, et un petit accès de fièvre survenu du 8 au 9. Le
» douzième jour de l'insertion, il lui survint une légère
» extinction de voix, sans qu'elle ait paru plus malade, ou
» qu'elle se soit moins livrée aux amusemens de son âge ;
» le 13 se passa très-bien. Pendant le quatorzième, elle se
» plaignit d'un léger étouffement, et cela par fois. La nuit
» du 14 au 15 fut très-orageuse ; l'étouffement augmenta
» vers minuit, et dura toute la nuit. Le citoyen Lenitz
» envoya chercher le citoyen Corona, son médecin, qui
» avoit suivi l'enfant depuis le douzième jour. Il lui or-
» donna une saignée du pied, qui a paru d'abord lui donner

» quelque soulagement , et fit appliquer les vésicatoires
» aux deux bras ; mais bientôt l'étouffement fit des progrès ;
» la respiration devint très-difficile, précipitée, bruyante ,
» et ne paroissant venir que de la trachée-artère ; l'inquié-
» tude, l'agitation devint très - grande , le pouls petit et
» intermittent , le visage pâle et moribond , et tout annon-
» çoit une destruction prochaine, qui arriva le 15 , à dix
» heures du soir.

  » Voilà les faits exacts ; je n'ai rien ajouté , ni retranché.
» Tous les gens instruits se convaincront aisément que la
» Vaccine n'est entrée pour rien dans l'accident malheu-
» reux arrivé à l'enfant , et qu'on ne peut l'attribuer, avec
» raison , qu'à une angine suffocante.

Signé MOORE, médecin.

Ce premier floréal an 9.

Il ne faut pas être homme de l'art , mais seulement homme sensé , pour reconnoître ici l'effet du virus vaccin , qui, porté ou sur les bronches, ou sur les poumons, en produisant un agacement sur ces parties, aura étouffé ce superbe enfant , suivant l'expression des parens et des assistans.

Le certificat du citoyen Duchanoy relatif à l'enfant du citoyen Emler, est plus bref ; le voici :

« J'affirme que l'enfant du citoyen Emler a été vacciné
» avec succès et sans accident ; il est mort depuis, mais
» d'une maladie qui n'avoit rien de commun avec la Vac-
» cination. »

Signé DUCHANOY.

Paris, ce 16 *germinal an* 9.

On voit par ce certificat, que le Comité a épargné la vérité , en disant, dans sa réfutation, que le citoyen Duchanoy annonçoit que l'enfant du citoyen Emler étoit mort six mois après la vaccination ; mais ce certificat ne contredit pas l'évènement de ce

cercle noirâtre qui entouroit les boutons vaccins ;
présentant un aspect charbonneux ; il ne contredit
pas les fièvres violentes avec éruptions de boutons
vaccins survenus plusieurs fois dans la bouche de
cet enfant, pendant les deux mois qu'il a survécu
à cette opération ; il ne contredit pas la continuité
de la maladie dans cet individu, comme dans ceux
ci-devant cités, depuis le moment qu'ils furent
vaccinés, jusqu'à celui de leur mort.

On ne sera plus surpris de ce que le Comité n'a
pas publié ces certificats ; et c'est pour lui tenir
parole que je les insère ici comme pièces pro-
bantes des faits contenus dans mon ouvrage, et
certainement leur lecture ne fera point de
prosélytes à la Vaccine.

Quant à l'enfant logé chez le citoyen Vinette,
je ne pouvois donner une plus grande preuve de
la bonne foi qui dirigera toujours mes démarches,
qu'en conduisant près de cet enfant deux con-
frères opposés à mon opinion sur la Vaccine ;
j'avois demandé leurs consentemens pour les nom-
mer, ils ne me les ont pas accordés ; j'ai donc dû
être surpris en apprenant qu'ils viennent de se
faire connoître, en donnant un certificat au Comité
qui contredit une de mes assertions sur le fait de
cet enfant ; ce certificat m'a valu des invectives
de la part de quelques vaccinateurs ardens : au
lieu de leur répondre de la même manière, je me

borne à les plaindre de leurs torts; ce n'est même
qu'avec peine que je dois les mettre en évidence,
en rapportant ici un certificat qui prouvera, d'une
manière évidente, que ce que j'ai dit sur l'évènement terrible de cet enfant, est de la plus exacte
vérité.

« Nous soussignés, certifions avoir pris lecture, dans un
» livre publié par le docteur Vaume, du fait qui concerne
» l'enfant que nous avons sous notre direction; nous dé-
» clarons que tout ce qui est dit dans ce livre, qui con-
» cerne ledit enfant, est conforme à l'exacte vérité; nous
» déclarons, de plus, que cet enfant jouissoit de la santé
» la plus parfaite avant d'être vacciné; et que le quatrième
» jour après cette opération, il a été attaqué d'une terrible
» maladie de boutons sur tout le corps; ils ont été suivis de
» plusieurs dépôts qui se sont ouverts; le tout étoit accom-
» pagné de démangeaisons insupportables, qui nous ont
» obligé de veiller cet enfant pendant plus de quarante
» jours et quarante nuits. Malgré nos soins et le traitement
» qu'on fait à cet enfant depuis environ cinq mois qu'il a
» été vacciné, il reste encore dans ce moment des croûtes
» sur plusieurs parties de son corps; en foi de quoi nous
» avons signé le présent certificat. »

Paris, ce 9 prairial an 9.

Ont signés V i n e t t e et son Epouse.

Le Comité a aussi publié une note au sujet de
la petite vérole, survenue à l'enfant du cit. Gaudelet; dans cet écrit, on ne parle que du certificat
du cit. Goetz et du mien, et on passe sous silence
les signatures des cit. Thevenot, Vial, Janceau,
Dufaï, ainsi que celles des parens, qui attestent
que cet enfant ci-devant bien vacciné, avoit la

petite vérole lorsque nous l'avons vu. Pourquoi cette omission ? en politique on dit : *Divide et impera;* mais moi qui ne veux ni politiquer ni flatter personne, pour qu'il se mette de mon bord, je dirai franchement que je me connois en boutons de petite vérole, et que ceux de l'enfant Gaudelet étoient de cette nature; le Comité le prouve lui-même, quand il dit *que l'éruption s'est faite successivement; des nouveaux boutons paroissant à mesure que ceux qui les avoient précédés se desséchoient, etc.* Cette citation est certainement une distraction du Comité; car il n'est pas à présumer que des gens de l'art qui s'assemblent pour examiner un nouveau genre d'inoculation qui doit faire rejeter l'ancienne, puissent ignorer les effets de celle-ci, au point de la méconnoître dans ses variations ; je dois donc citer les inoculateurs Bromfeild, Glass, Dimsdale, Dezoteux, Gandoger qui ont tous reconnu que la petite vérole suivoit quelquefois la marche que le Comité déclare avoir observée dans l'enfant Gaudelet; ainsi le Comité a donné lui-même la meilleure preuve que ledit enfant, quoique bien vacciné, a réellement pris la petite vérole.

Ledit Comité paroît encore en contradiction avec lui-même, lorsqu'il dit dans cet article *que le travail des piqûres est le signe caractéristique, et univoque de la petite vérole inoculée.*

Il ne se souvient pas que Blondeau et autres enfans vaccinés avoient eu ce travail, au point de
donner avec leurs boutons la petite vérole à
Charles Lavalette, ainsi qu'à d'autres enfans, on
disoit alors que le travail des piqûres ne signifioit
rien : laquelle de ces assertions faut-il croire ?

Le Comité me conteste des anciens faits qu'il
est impossible de vérifier ; mais les nouveaux abon-
dent et prouveront, d'une manière évidente,
que la Vaccine donne souvent la mort, ou produit
des maladies graves à l'espèce humaine, sans la
garantir de la petite vérole ; ces preuves seront
bientôt si multipliées que les Vaccinateurs les plus
opiniâtres ne pourront plus les contester ; qu'ils
s'informent au citoyen Couci, demeurant rue St-
Pierre, nᵒ. 12, si la Vaccine sur son enfant n'a
pas été suivie d'une éruption miliaire considérable ; si des boutons vaccins ne sont pas survenus
sur la langue et dans la bouche de cet enfant en
si grande quantité, qu'il ne pouvoit plus avaler.
Qu'ils s'informent quelle a été la cause de la mort de
l'enfant du citoyen Garrau, demeurant rue d'An-
jou, nᵒ. 958, présentement inspecteur aux revues
à Metz : j'ai connu cet enfant qui étoit un modèle
de santé et de vigueur ; il est mort dans les convulsions le 13 floréal, quinzième ou seizième jours
de la vaccination. Qu'ils s'informent au citoyen
Charpentier, défenseur-officieux, demeurant rue

de la Verrerie, n°. 84, ils apprendront que sa fille, âgée de quatre ans et demi, d'une santé parfaite, fut vaccinée vers le 20 germinal dernier; que le dix-huitième jour, cet enfant éprouva un accablement général, qui fut suivi de fièvre; que le deuxième jour suivant, elle perdit connoissance; que quatre jours ensuite, elle mourut dans les convulsions, et qu'aussitôt après sa mort, son corps devint noirâtre.

Qu'ils s'informent encore rue Poissonnière, n°. 162 au citoyen ***, jeune homme âgé de dix-huit ans, qui depuis dix ans n'avoit éprouvé aucun dérangement de santé; il fut vacciné le 12 germinal; le cinquième ou sixième jour, il est survenu, à une des piqûres, un point noir qui devint en deux jours un escarre gangreneux, dont on a dû arrêter les progrès en y faisant des incisions, en y appliquant l'onguent de Styrax et une décoction de quinquina; ce qui fixa heureusement la gangrène, laissant une plaie de la grandeur d'un écu de six francs. Ce jeune homme, très-inquiet sur son état, se mit à l'usage du jus d'herbes, composé de chicorée, oseille et cresson, dont il prit quatre cuillerées le matin, autant le soir; quel fut son étonnement, ainsi que celui de ses parens, lorsque le troisième jour, après avoir commencé ce jus d'herbes, tout son corps se couvrit d'une éruption miliaire de petits bou-

tons qui étoient blancs à leurs pointes, occasion-
nant une démangeaison des plus vives; nous l'a-
vons vu dans cet état, le 11 floréal, un mois après
sa vaccination; son corps et son visage étoient
encore couverts de croûtes et de boutons qui le
rendoient méconnoissable, et la plaie du bras étoit
alors de la grandeur d'un écu de trois livres;
nous nous étions assemblés au nombre de six ou
sept gens de l'art, tant vaccinistes qu'anti-vacci-
nistes ; nous avons constaté l'état du jeune
homme par un procès - verbal, et entendu la
déclaration des parens.

Je pourrois citer un grand nombre de faits
pareils qui me sont journellement annoncés; je
me borne à ceux-ci, parce qu'avant peu il n'y
aura pas un homme de l'art dans la majeure
partie de la République, qui n'ait quelques faits
semblables à citer, qui fixeront, j'espéré, l'opinion
des pesronnes les plus incrédules.

Le Comité, dans sa note du 3 prairial, avoue
que déjà des vaccinés ont pris la petite vérole;
mais il en rejette la faute sur la fausse Vaccine;
le *Journal de Médecine* du mois de germinal,
page 65, nous en annonce deux de ces faux spé-
cifiques : mais comment les distinguer? Le comité
nous dit quelquefois que cela est très-facile ; tan-
tôt, au contraire, que cette connoissance est très-
difficile ; et en lisant les descriptions de ces fausses

vaccines et de celle qui doit être la vraie, on a de
la peine à s'y reconnoître ; nous ne savons pas si
ce sont les fausses vaccines, ou si c'est la bonne
qui a déjà donné la mort à tant d'individus de
l'espèce humaine, ou occasionné des maladies
affreuses. Que de peines ! que d'études ! pour se
déguiser cette vérité, de laquelle il faudra enfin
convenir ; *le virus des vaches anglaises, nommé
Vaccine, inoculé à l'espèce humaine, sans la
préserver d'aucune maladie, lui en procure
au contraire très - souvent de graves et de
mortelles.*

Les mauvais effets de la Vaccine étant reconnus
pour l'espèce humaine, on vient de l'essayer sur
les moutons pour les préserver de la clavelée ;
d'autres spéculateurs plus téméraires se proposent
de *claveliser* les hommes pour les préserver de la
petite vérole ; mais comme toutes ces innovations
fantastiques ne méritent plus une discussion sé-
rieuse, elles ne me feront pas perdre un tems
que je puis employer plus utilement ; qu'on me
réponde, ou qu'on garde le silence, c'est pour
la dernière fois que j'ai entretenu le public de ces
chimères : je lui en ai fait connoître les dangers :
ma tâche est remplie.

FIN.

D'OUTANT,

AUX CITOYENS COMPOSANT LE COMITÉ DE LA VACCINE.

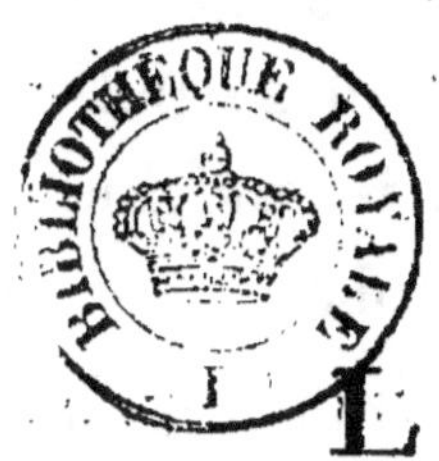

LETTRE.

Pour Dieu, Citoyens, faites promptément votre rapport définitif sur la vaccine. Chaque jour, lorsque je rentre chez moi, ma fille, enfant de cinq ans, me salue de : *Papa, m'apportes-tu la vaccine?* comme elle disait, il y a peu de tems, *m'apportes-tu des bonbons?* Et sa mère de lui dire : « Taisez-vous, mademoiselle, le citoyen Lourdet prétend que c'est une charlatanerie anglaise, parce qu'il a entendu dire que cela n'était point dans les *Capitulaires* d'Hippocrate, et qu'il n'y a jamais eu de thèse soutenue sur la *vachine* dans l'université de Louvain. » Et

A

Mme Joly, sœur de ma femme, d'ajouter :
« Tu as raison , ma bonne amie, ne souffre
pas que l'on envachine ta fille, cela ne vient
que trop tôt. » Et puis les deux moulins à
paroles font aller leur claquet à qui mieux
mieux. Sans être un grand bavard, je vou-
drais glisser mon petit mot ; mais le moyen,
quand on a contre soi sa femme et sa belle-
sœur ! Le dépit me prend, et je me mets
moi-même à la porte de chez moi.

Hier la femme-de-chambre de ma femme,
Marie-Louise , qui n'est point sotte et pas plus
qu'il ne faut l'amie de sa maîtresse , m'avertit
que, le lendemain, on devait, en mon ab-
sence , inoculer la petite vérole à ma fille.
Ce matin j'ai tracassé dans mon anti-chambre;
l'heure coulait, on allait, on venait; on se faisait des mines, que je ne voyais pas. Ma femme
ne peut y tenir : — Eh bien ! mon chou, tu
ne t'habilles pas ? — Non, ma mie. — Il est
onze heures. — Je le sais. — Il est midi
passé. — Je ne sors point ce matin, etc. etc.

On sonne ; j'ouvre : il entre deux citoyens.
L'un, assez grand, d'un certain âge, per-
ruque à queue, chapeau sous le bras, petit
œil couvert d'un gros sourcil, bout du nez
rouge, longue canne à la main : je reconnais

le cit. *Mâdrénard,* grand inoculateur ; l'autre ayant l'air bonhomme, œil éteint, joues mollement bouffies, figure insignifiante : c'était le citoyen *Lourdet;* son frère chapeau. Embarras de ma femme et de sa sœur ; embarras des deux Particuliers. On balbutie quelques mots. La sonnette se fait encore entendre, et voilà le vaccinateur *Bonnez* qui entre, accompagné de mon médecin, le docteur *Prud'homme :* je les avois mandés tous deux. La mine des deux premiers s'alonge ; cependant les révérences et les complimens vont leur train. Venez, citoyens, leur dis-je, et causons, s'il vous plaît.

Nous voilà tous assis : Mâdrénard, les mains sur sa canne, le menton appuyé sur ses mains, remuant les lèvres comme quelqu'un qui mâchonne ; Lourdet, sur le devant de son siège, les cuisses écartées, les deux mains sur les genoux, en anses de pot ; Bonnez, jambes croisées, un bras jeté en arrière sur le dos de sa chaise ; le docteur, les mains cachées dans son gilet, l'œil porté successivement sur chacun de ceux qui parlent ; ma femme et sa sœur se tenant par la main, comme des personnes qui s'aiment tendrement, balançant leur *ridicule* et causant à la dérobée ; votre serviteur, ne sachant encore s'il doit rire, ou s'ennuyer, mais disposé à jouir de la scène dans son entier ; et dans la pièce à côté, un Tachigraphe fort habile, prêt à recueillir *incognito* tout ce qui allait se dire.

Je porte la parole : Citoyens, vous venez ici, les uns, pour inoculer la petite vérole à ma fille, cela plaît à ma femme ; l'autre, pour la vacciner, j'en serais assez d'avis ; mais il faut, pour me décider entièrement, que j'entende les raisons pour et contre la vaccine, pour et contre l'inoculation. Dites-moi, je vous prie, cit. Mâdrénard, ce qui distingue la petite vérole des autres maladies éruptives ; depuis quand elle règne en Europe, et particulièrement en France ; comment on a découvert l'inoculation ; quels sont ses avantages ? — *Mâdré.* Oh ! mais, citoyen, il n'y a rien de si facile que de reconnaître la petite vérole : je ne m'y trompe jamais ; et la vaccine qui fait tant de bruit, n'est qu'une petite vérole déguisée.. — *Lourd.* C'est çà ; vous voyez bien, *vachine*, c'est comme qui dirait : petite vérole déguisée en vache. — *Mâdré.* En cas de l'origine de la variole, c'est Galien qui l'a trouvée ; ensuite Hippo-

(5)

crate l'a remise en vogue, et puis les Grecs
d'Arabie l'ont fait passer de France en Espagne. L'inoculation l'a suivie par-tout jusqu'à
Constantinople, où le docteur Montagu, de
Londres, l'a été chercher pour nous l'en-
voyer. Pour ses avantages, il n'y a rien de
plus prouvé; j'ai à moi seul inoculé près de
deux cents Sujets par an, le total monte à
plus de 28,000 ; et ce qu'il y a de mieux
(en se rengorgeant), c'est que je n'ai jamais
proposé d'*hypothèques pour garantie*. (Le
mouvement de ses lèvres augmente et va
presqu'à former le rire; Lourdet secoue la
tête, comme pour dire, *bien tapé ;* ma
femme et sa sœur ont l'air radieux.)

D'Out. Et vous, citoyen Lourdet, que
pensez - vous de la vaccine ? — *Lourd.* Là
vachine ? Ah! mon Dieu ! ça fait pitié. Tout
le monde sent bien que c'est une niaiserie,
puisque ça nous vient des Anglais, et que
M. Mâdrénard ne la reconnaît pas, lui qui
est le plus grand inoculateur de France,
depuis Vienne jusqu'à Madrid, et depuis
Paris jusqu'à Clichy. Tenez, citoyen, il faut
toujours remonter aux principes ; il n'y a que
la petite vérole qui puisse préserver de la
petite vérole, comme il n'y a que la fièvre
qui garantisse de la fièvre.

D'Out. Citoyen Bonnez, voulez-vous bien me donner votre avis? — *Bon.* En Angleterre, à Vienne, à Genève, les plus grands succès... — *Lourd.* (l'interrompant) Menteries. — *Bon.* A Paris. — *Lourd.* L'enfant *Blondeau* a eu la petite vérole après avoir été *vachiné, Chiquet* là eu, les deux *Ducrocq* l'ont eu. — *Bon.* A Reims. — *Lourd.* — Ah! Reims! Il y a bien un comité vachinant ; mais cet autre médecin, comme il vous a relancé M. le vachineur ; et la petite chanson ! Tenez, madame Joly, vous la verrez à votre aise (et il donne à ma belle-sœur la copie de la chanson.) Aussi quelle maladresse ! Prendre un moment d'épidémie varioleuse pour arrêter la petite vérole ! Un tems de moisson !...—*Bon.* Je gagerais ma tête... —*Mâdré.* Gageure de fou.—*Bon.* Je mettrais ma fortune... — *Mâdré.* Gatty avait aussi déposé 12,000 francs chez un notaire, il les a bien vîte retirés. — *Bon.* Messieurs, vous m'interrompez sans cesse. — *Lourd.* C'est que vous déraisonnez. — *Bon.* En vérité, je ne sais pourquoi... — *Lourd.* C'est que vous êtes partie intéressée. — *Bon.* Et vous, ne l'êtes-vous pas?... — *Lourd.* Nous défendons notre chose. — *Bon.* Eh ! pensez-vous que?... — *Lourd*. Je pense que vous avez l'air d'une poule qui a couvé des œufs étrangers, et qui défend les poussins qu'elle veut qu'on croye les siens. — *Bon*. Mais le comité médical?... — *Mâdré*. Le comité médical a ses raisons. — *Bon*. (très-vîte pour les empêcher de prendre la parole.) Oui, comme des hommes d'honneur et instruits. (En s'adressant à moi.) Quand des médecins se sont opposés à l'inoculation, un plaisant a dit que c'était dans la crainte de perdre la petite vérole; aujourd'hui ne peut-on pas?... — *Lourd*. Vous êtes un étourdi, un faux frère, un enthousiasme (1), un faiseur de ridicules *illusions*, un insolent, un vachineur.

D'Out. Citoyens, vous vous oubliez, vous n'êtes point ici à la Halle. Mais continuons. Voudriez-vous maintenant répondre à quelques questions que je desire vous faire? — *Tous trois*. Volontiers. — *D'Out*. Tous les individus humains sont-ils disposés, en naissant, à contracter la petite vérole? —

---

(1) Le tachigraphe écrit fidèlement comme on prononce; il met *enthousiasme* pour *enthousiaste*, et *illusions* pour *allusions*,

Mâdré. Oui. — *D'Out*. Peut-on l'avoir plusieurs fois? — *Mâdré*. C'est selon. — *D'Out*. L'inoculation préserve-t-elle sûrement de la petite vérole? — *Mâdré*. Oui, quand je la pratique; *non*, entre les mains de quelques autres. — *D'Out*. Combien meurt-il de Sujets pris de la petite vérole naturelle?—*Mâdré*. Beaucoup.—*D'Out*. Combien, docteur? — *Prud'*. Communément cent sur mille, quelquefois deux cents; on a vu cette maladie enlever les trois, les quatre dixièmes des sujets. En l'an 6, il y a eu quelques cantons de la France où il a péri la moitié des malades. — *D'Out*. Combien en meurt-il par l'inoculation?—*Mâdré*. Aucun, quand c'est moi qui la pratique; trois sur mille, quand ce sont les autres. — *D'Out*. L'inoculation procure-t-elle toujours une petite vérole bénigne et discrète?—*Mâdré*. Toujours, quand je la pratique; les autres ne sont pas si adroits. — *D'Out*. Docteur? — *Prud'*. On voit quelquefois l'inoculation produire une petite vérole confluente, ou précédée de convulsions, ou accompagnée, ou suivie de tous les accidens qui rendent cette maladie dangereuse; car l'intensité de la petite vérole, sa bénignité, ou sa malignité ne dépendent nullement de la nature du virus qu'on emploie, et qui ne peut varier, mais de la disposition actuelle des humeurs du Sujet qui contracte la maladie. — *Ma femme*. Cela est-il vrai, monsieur ? — *Mâdré*. Il y a bien des choses à dire là-dessus ; mais cela ne m'arrive jamais. — *Ma femme*. L'inoculation peut-elle laisser des empreintes comme la petite vérole naturelle ? — *Mâdré*. Très-rarement. — *Prud'*. Plus souvent qu'il ne serait à desirer. — *Ma femme*. Court-on risque, par exemple, de perdre un œil, d'être estropié ? — *Mâdré*. Bah !.. — *Prud'*. Quelquefois, madame. — *Ma belle-sœur*. Pas possible. — *Ma femme*. (la larme à l'œil) On court risque d'avoir beaucoup de boutons, on peut être fort malade, on peut mourir de l'inoculation, on peut en être fort marqué, en rester défiguré, ou estropié ; quel avantage trouve-t-on donc à se faire inoculer ? — *Prud'*. Un avantage immense, madame ; c'est qu'au lieu de courir des chances malheureuses dans la proportion d'un sur dix, un sur six, ou même un contre un, on ne risque qu'un contre plusieurs cents. — *Ma femme*. Vous ne dites rien à cela, M. Mâdrénard ? —

A 5

Mâdré. Ah ! M. le docteur outre un peu. — *Prud'.* Citoyen, vous savez le contraire. — *D'Out.* Encore quelques questions. L'inoculation rend-elle certainement exempt de la petite vérole naturelle ? — *Mâdré.* Oui, quand on la pratique comme moi. — *D'Out.* Lorsqu'on a eu la petite vérole naturelle, ou qu'on a été inoculé, est-on parfaitement à l'abri de contracter des boutons varioleux , par le fait d'une nouvelle inoculation ? — *Mâdré.* Il n'y a pas de doute. — *Prud'.* Je vous demande pardon ; il y a des exemples du contraire, très-rares à la vérité, mais prouvés de manière qu'on ne peut les révoquer en doute. On a vu des personnes qui avaient eu la petite vérole naturelle, ou qui avaient été très-bien inoculées, avoir, par le fait d'une nouvelle inoculation, une petite vérole très-caractérisée ; mais le plus souvent il vient seulement des boutons varioleux à l'endroit des piqûres faites profondément. Il semble qu'alors le pus déposé travaille uniquement dans le lieu piqué, assimile à sa propre substance les sucs des environs, sans affecter le reste du systême, et produise un petit foyer, où l'on peut aller puiser de la matière varioleuse, avec laquelle on communique la petite vérole à d'autres individus. — *Mâdré*. Oh ! voilà des philosophies auxquelles je n'entends rien, et que je ne crois pas. — *Prud'*. Ce que je viens de dire est appuyé sur des faits rapportés par des observateurs dignes de foi. — *Ma femme*. Je le vois bien, l'inoculation est cent fois préférable à la petite vérole naturelle; mais ce n'est pas ce que je croyais. — *Ma belle-sœur*. Tu recules, je crois; moi, je tiens bon. — *Ma femme*. C'est qu'il n'est pas question de ta fille. — *Ma belle-sœur*. Ne me parle point de ta *vachine* : rien que le nom m'en dégoûterait; *envachiner*! assimiler à une vache ! fi donc ! — *D'Out*. Eh ! ma sœur, ne voyez-vous pas que ces expressions *vachine*, *vachiner*, *envachiner* sont des mots choisis et très-plaisans, dont le citoyen Lourdet veut embellir notre langue ?... Voulez-vous bien maintenant, citoyen Bonnez, nous dire ce que c'est que la vaccine? *Lourd*. — La vachine est une sottise. — *D'Out*. Permettez, citoyens, que j'entende le citoyen Bonnez; il ne vous a point interrompus, faites-nous la grâce de ne point l'interrompre. Je répète donc au citoyen Bonnez : Qu'est-ce que la vaccine ?

A 6

— *Bon.* En Angleterre, et peut-être dans les autres pays, les vaches laitières sont, par fois, sujettes à une épizootie nommée *cow-pox*, ou petite vérole des vaches. Cette maladie se manifeste par des boutons, ou vésicules qui naissent sur le pis. Les fermiers avaient observé depuis long-temps, que la matière séreuse contenue dans ces vésicules, étant introduite sous l'épiderme humain (lorsqu'il y avait quelque érosion, ou coupure) au moment où l'on trait les vaches malades, faisait développer sur le lieu imbu de ce virus, des vésicules semblables, qui préservaient à jamais le Sujet de contracter la petite vérole, aussi sûrement que s'il eût été inoculé de cette dernière maladie. Le docteur *Jenner,* médecin Anglais, instruit de cette particularité, inocula le virus du *cow-pox* pris sur des vaches, à des personnes qui n'avaient point eu la petite vérole ; l'effet fut le même que par l'inoculation spontanée. Ces personnes, exposées depuis à la contagion varioleuse, ou soumises à l'inoculation de la variole, ne contractèrent point la petite vérole. Il s'assura que la vaccine, comme le virus varioleux, avait la propriété de passer d'un individu humain à un autre, sans s'altérer , sans perdre de ses propriétés préservatives. Jenner fit connaître le résultat de ses observations. Plusieurs médecins répétèrent les expériences ; le peuple Anglais apprécia et accueillit cette découverte , comme il accueille tout ce qui est d'une utilité générale. Aujourd'hui l'inoculation de la vaccine est autant et peut-être plus accréditée en Angleterre que l'inoculation de la variole. De l'Angleterre, la vaccine a passé à Genève, à Vienne , à Hanovre, en France et dans maint autre pays.

La vaccine observée à Paris , s'est trouvée, rigoureusement parlant, la même qu'en Angleterre , et que dans tous les autres pays où elle a été portée. Il y en a manifestement une vraie et une fausse , ou dégénérée ; quand, à ce qu'on présume, elle a passé par des Sujets qui avaient eu précédemment la petite vérole. Voici les caractères principaux de la vaccine vraie :

1.° Elle ne se communique que par le moyen de l'inoculation , pratiquée de la même manière que l'inoculation de la variole ; jamais elle ne se contracte par contagion.

Ma fem. Jamais. — *Bon.* Non, madame.

Ma fem. C'est beaucoup.

Bon. 2.º Il faut quelquefois pratiquer l'insertion de la vaccine plusieurs fois de suite, pour donner la maladie.

3.º Il ne survient de vésicules que sur les piqûres mêmes, qui se font ordinairement au bras; le reste du corps en est parfaitement exempt.

4.º La marche de la maladie est beaucoup plus prompte que celle de la petite vérole, quelque discrète et bénigne qu'elle soit.

5.º Les accidens auxquels expose la vaccine, se bornent à une aréole enflammée autour des piqûres, un gonflement au-delà de l'aréole, qui gagne quelquefois jusqu'à l'aisselle, et descend jusqu'au-dessous du coude. Il y a assez souvent de la fièvre, ou au moins un mouvement fébrile; rarement la fièvre a duré deux ou trois jours; plus rarement elle a été accompagnée de nausées et de vomissemens. Deux ou trois fois il s'y est joint des mouvemens nerveux chez des sujets très-irritables; mais sur plus de cinquante mille personnes soumises à la vaccine, que l'on compte déja en Europe, aucune n'est morte de cette indisposition, qui mérite à peine le nom de maladie ; nul individu n'en a été affecté d'une manière un peu grave.

Ma belle-sœur. C'est quelque chose.

Bon. 6.º En général, la personne vaccinée conserve son appétit, sa gaîté, et n'est soumise à aucun régime.

Ma belle-sœur. Bravo !

Bon. 7.º La vaccine peut se pratiquer indifféremment sur toutes sortes d'individus, sans préparation, sans précaution, sans distinction d'âge, de sexe et d'affections, sans égards pour les circonstances, où dispositions particulières ; ainsi on n'est point arrêté par la dentition, la puberté, etc. etc.

Ma belle-sœur. Ah ! mais, c'est joli !

Bon. 8º. Cette pratique pourra devenir d'un usage tellement général et familier, que chaque mère pourra inoculer la vaccine à son enfant ; que les enfans, même, en jouant, se vaccineront.

Mâdré. Eh ! voilà le mal ; vos médecins du jour sont des gâtes-métier. Ils ont, dès le commencement, soustrait la vaccine au domaine de la médecine. Vos marchands d'hygiène perdront l'art ; le beau secret, en vérité, que de rendre public le moyen de conserver sa santé, de prévenir des maladies, *ô tempores, ô mora* (1) ! Est-ce-là ce que le citoyen Leclerc dit des médecins d'Athènes en Egypte ; de cette fameuse faculté chez qui tout était mystère ?

D'Out. Citoyen , citoyen.

Bon. 9.° La vaccine n'expose à aucune suite fâcheuse , à aucune difformité ; elle n'altère en rien les traits du visage et respecte la beauté.

Ma belle - sœur. Charmant , charmant , divin ! Monsieur , avez - vous de la vaccine dans votre poche? vîte, vîte, qu'on amène ma nièce.

D'Out. Doucement, je ne suis point encore convaincu.

Ma belle-sœur. Voilà bien ces hommes graves, ils ne sauraient se décider sur l'heure. M. Lourdet, vous ne m'aviez pas dit tout cela. Avec votre expression d'*envachinement,* vous m'aviez induite en erreur; mais puisque ma nièce conservera ses jolies formes, je ne m'oppose point à ce que veut son père.

Lourd. Madame, madame, vous êtes bien changeante et bien vive. N'oubliez donc pas

______

(1) Le Tachigraphe écrit ce qu'il entend.

que cela nous vient des Anglais qui sont nos ennemis ; *timo Danos et dona portentes* (1). Tout cela n'est qu'une attrape, une mistification, pour nous engager à nous traiter comme des bêtes, et nous donner une maladie de plus; d'ailleurs, qui nous assure que cette maladie vient réellement des vaches, que ce n'est pas une préparation particulière du pus variolique, que la vachine n'est pas une petite vérole dégénérée ? Qui nous assure qu'elle préserve de la variole, et si cela est, pendant combien de temps elle en préserve ? Et de qui tient - on ce prétendu préservatif ? de paysans Anglais, gens grossiers et ignorans; cela donne une bien pauvre idée du génie observateur des médecins de ce pays.

Prud'. Pourquoi donc, citoyen, vous permettre d'insulter des hommes recommandables ? Qu'y a-t-il de commun entre une guerre de nation à nation et l'opinion qu'on doit concevoir de particuliers honnêtes, de médecins instruits? Est-ce que les savans sont jamais en guerre à la manière des peuples ? Est-ce qu'il était en guerre avec les médecins

____

(1) Le Tachigraphe écrit ce qu'il entend.

de Paris, le docteur Woodville, qui a fait un
voyage long et pénible, dans la seule intention de nous faire jouir de la vaccine, qu'il
regarde comme un bienfait : a-t-il alors servi
autre chose que l'humanité ? Oubliez-vous
que ce sont les Anglais qui nous ont fait connaître l'inoculation que vous défendriez avec
raison, si vous n'en vouliez pas emprunter
une arme pour combattre la vaccine, que
nous leur devons également ? Les noms des
*Jenner, Woodville, Pearson, Marschall,
Simmons, etc. etc.*, ne doivent-ils pas ins-
pirer de la confiance ? Peut-on croire que
ces médecins aient pu être dupes de leurs
observations, qu'ils ne se soient pas assuré
que la vaccine est réellement venue du *cow-
pox*, qu'ils aient voulu tromper tout un grand
peuple, et par suite toute l'Europe ? Après
eux, *Odier, Decarro*, etc. ont multiplié les
expériences, et ont reconnu la vérité de ce
que les auteurs Anglais avaient annoncé.
Convient-il à des hommes sans réputation,
mais qui veulent faire parler d'eux, ne fût-c'
que comme Erostrate, d'insinuer que des
médecins connus aient risqué de se vilipen-
der, seulement pour faire une mistification ?
Peut-on croire que toute l'Angleterre, que

le pays de Genève, que plusieurs contrées de l'Allemagne se soient donné le mot pour s'abuser, ou nous tromper ? En vérité, ce serait être bien mauvais raisonneur. Pour soutenir que la vaccine n'est qu'un mode de la variole, un pus variolique dégénéré, et non pas une maladie venue primitivement de la vache, il faut être d'une ignorance crasse, ou d'une mauvaise foi insigne ; il faut n'avoir jamais vu de boutons varioleux opposés aux vésicules de la vaccine ; il faut se sentir bien peu digne de foi, pour n'en pas accorder à ceux qui la méritent ; autant vaudrait nier la vérité de la prise d'Alexandrie, ou de la bataille de Maringo, parce qu'on n'a pas vu l'Egypte ni l'Italie. On peut douter que la vaccine préserve, pour toujours et dans tous les cas, de la petite vérole ; mais peut-on nier qu'elle en ait préservé jusqu'à présent la plupart de ceux qui en ont été inoculés, ou qui l'ont eu pour avoir trait des vaches infectées ? Il n'est point ici question de raisonnement, ce sont des faits attestés. Que l'observation première en ait été faite par des fermiers, des paysans, qu'importe, en est-elle moins vraie ? N'est-ce pas des Sauvages que nous tenons l'usage du quinquina, de l'ipéca-

cuanha, du gaïac, etc. etc.? Les animaux
même n'ont-ils pas donné à l'homme l'idée
de plusieurs arts? ne lui ont-ils pas appris
la propriété de diverses substances? Il est
utile, il est raisonnable de douter; mais nier
des faits, mais rejeter le témoignage d'un
grand nombre d'hommes dignes de foi et
bons observateurs; soutenir que toute une
nation qui jouissait du bienfait de l'inoculation, accorde inconséquemment sa confiance à la vaccine, c'est.... Je n'acheverai
pas, j'imiterais ces gens qui mettent les in-
jures à la place des raisons; mais, (s'adressant à moi) pour résumer : on a formé à
Paris une souscription pour la vaccine; un
Comité médical s'est chargé d'indiquer des
expériences, de les diriger, de les recueillir
et d'en publier le résultat. Ce compte ne peut
tarder à paraître, la question sera mise hors
de doute; je vous conseille de ne prendre
aucune résolution, jusqu'à la publication du
rapport du Comité....

Les citoyens Mâdrénard, Lourdet, Bonnez
se retirèrent; j'entendis la querelle recom-
mencer dans l'escalier, ma femme et ma
belle-sœur promirent de ne faire que mes
volontés, j'ajournai l'inoculation de ma fille,

je remerciai le docteur, je fis sortir de sa cachette le Tachygraphe qui mit au net ce qu'il avait recueilli. Je vous adresse cet écrit, et j'attends, non pas une réponse, mais votre rapport.

Salut et fraternité.

D'OUTANT.

P. S. Eh ! citoyens, j'allais oublier le petit chef-d'œuvre ; la chanson remise à ma belle-sœur par le citoyen Lourdet. A Reims, les mères *endoctrinées* apprennent ces couplets à leurs enfans pour leur faire peur de la vaccine, comme on leur apprenait jadis d'autres sottises pour leur faire peur du loup garou.

VANTONS l'ame bienfaisante
De six graves Docteurs,
Dont la société savante
Va finir nos malheurs.
Pour détruire la variole,
Ils vont tenir bureau ;
Mais, pour remplir leur fiole,
Ils n'iront au caveau.

Sur une fraîche litière,
  Nos six Docteurs couchés,
Du pis d'une vache laitière,
  Prendront leurs récipés ;
Et, s'ils estiment offensantes
  Les publiques clameurs,
Ils pourront, cornes menaçantes
  Montrer aux détracteurs.

Où trouve leur *esprit toutes ces genti-
lesses ?* Mon Dieu, que cette jolie prose,
inégalement mesurée, doit faire un bel effet
sur l'air... que malheureusement j'ignore,
car je vous l'aurais noté !

FIN.